LA

MALADIE KYSTIQUE DES MAMELLES

(MALADIE DE RECLUS)

PAR LE Dʳ J. VOITURIEZ,

Maître de Conférences de Chirurgie à la Faculté libre
de Médecine de Lille,
Ex-Vice-Président de la Société anatomo-clinique.

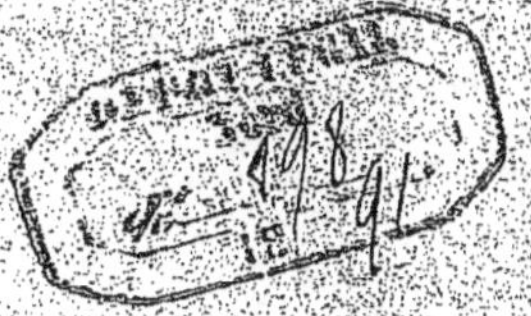

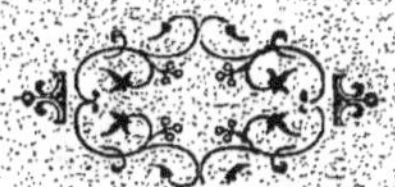

LILLE,

AU BUREAU DU *JOURNAL DES SCIENCES MÉDICALES,*
56, RUE DU PORT

1891.

LA
MALADIE KYSTIQUE DES MAMELLES

(MALADIE DE RÉCLUS)

Par le Dr J. VOITURIEZ,

Maître de Conférences de Chirurgie à la Faculté libre
de Médecine de Lille,
Ex-Vice-Président de la Société anatomo-clinique.

LILLE,
AU BUREAU DU *JOURNAL DES SCIENCES MÉDICALES,*
56, RUE DU PORT.
—
1890.

LA

MALADIE KYSTIQUE DES MAMELLES

(MALADIE DE RECLUS)

Par le Dʳ J. VOITURIEZ,

Maître de Conférences de Chirurgie à la Faculté libre
de Médecine de Lille,
Ex-Vice-Président de la Société anatomo-clinique.

La maladie kystique des mamelles est assez bien connue aujourd'hui, grâce aux recherches de Reclus ; elle a suscité, il y a peu d'années, une intéressante discussion à la Société de Chirurgie de Paris et certains points de son histoire ont été définitivement élucidés. Néanmoins, à cause de sa rareté relative, de la fréquence extrême au contraire de plusieurs autres variétés de tumeurs du sein, on commet trop souvent des erreurs de diagnostic. Il nous semble donc utile de rappeler à propos d'un cas, que nous avons eu l'occasion de traiter avec M. le professeur Duret, les traits caractéristiques de cette affection et de chercher à en fixer la physionomie clinique.

Observation.

Mademoiselle P., âgée actuellement de 36 ans, a joui jusqu'à présent d'une bonne santé. Ses antécédents héréditaires sont excellents ; ses parents sont actuellement vivants et bien portants ; ses grands parents, tant paternels que maternels sont morts octogénaires ; pas de tuberculose ni de cancer dans la famille.

Elle vint nous consulter pour une affection douloureuse du sein, dont elle ne peut exactement préciser le début. Mais, depuis quelques mois, les douleurs ont augmenté au point que toute pression du corset devenait insupportable; de même les mouvements du bras correspondant déterminaient dans la région du sein une vive sensibilité.

Elle consulta successivement plusieurs médecins; on appliqua sur la région malade des emplâtres irritants, qui déterminèrent des érosions superficielles de la peau, mais n'apportèrent aucun soulagement, aucune diminution du volume du sein droit.

Dans les derniers temps, une compression méthodique à l'aide d'un bandage ouaté fut exercée; les douleurs s'amendèrent un peu, mais la malade ne constata aucun changement appréciable dans les dimensions du sein.

Nous examinons la malade le 5 septembre 1890.

Elle accuse actuellement des douleurs assez vives dans le sein droit; ces douleurs s'accentuent lorsqu'elle soulève les bras et veut se livrer à un travail quelconque. Il existe aussi de la sensibilité, mais moins vive dans la région du sein gauche. Les phénomènes douloureux augmentent au moment des époques menstruelles; les seins deviennent sensibles dans leur totalité, et leur volume augmente très nettement.

A l'inspection, on constate d'abord que les glandes mammaires sont très développées, beaucoup plus qu'à l'état physiologique; le sein droit est manifestement plus gros que le gauche. La forme générale est conservée, le contour de la base est nettement circulaire, le mamelon n'est pas déplacé ou dévié; à première vue, on trouve simplement le sein *très proéminent*.

Aucune bosselure ne se dessine à la surface des téguments, la peau a conservé sa coloration normale, hors aux points d'application des emplâtres irritants. Le mamelon est petit, non retracté, l'aréole est normale; nulle trace d'eczéma, ni de desquamation épidermique; la peau de la région aréolaire est mince, rosée, intacte.

A la palpation, on sent que la saillie présentée par le sein est due à un développement des éléments de la glande elle-même; il n'y a pas d'adipose sous-cutanée. La consistance est ferme et comme élastique. Dans la région supéro-externe, tout un secteur de la mamelle est manifestement plus induré que le reste de la glande : il est en même temps douloureux à la pression.

On ne perçoit, au niveau de ce lobe très hypertrophié aucune bosselure bien nette ; de même on ne peut déterminer avec précision ses limites ; il se continue avec le reste de la mamelle, en reprenant peu à peu la consistance habituelle ; on éprouve une sensation analogue à celle que l'on perçoit dans certains cas de mammites chroniques lobaires.

Pas de fluctuation ni de rénitence en aucun point : il n'existe pas non plus de dureté fibreuse ou ligneuse ; on sent sous le doigt le tissu mammaire simplement épaissi et d'une consistance plus ferme qu'à l'ordinaire.

La peau qui recouvre la glande n'est nullement adhérente et glisse librement : de même la glande mammaire est libre en totalité et n'adhère pas au grand pectoral, ainsi qu'il est aisé de s'en assurer, en faisant contracter ce muscle pendant que la main imprime des mouvements de latéralité à la masse du sein droit.

L'exploration de l'aisselle révèle l'existence d'un ganglion induré, sensible à la pression, situé immédiatement en arrière du bord libre du grand pectoral. Ce ganglion, de petit volume, paraît enflammé, et il est permis de se demander, si cette adénite n'est pas sous la la dépendance des érosions cutanées observées à la suite des applicacations irritantes.

Le côté gauche, sur lequel la malade attire aussi l'attention, est examiné à son tour ; le sein gauche est fort développé, mais beaucoup moins que le droit. Il existe dans cette région une certaine sensibilité, mais moins vive ; enfin on ne trouve nulle part d'induration très précise ; on ne limite aucun noyau disséminé dans l'épaisseur de la glande ; il y a cependant à la surface du tissu mammaire et à la périphérie quelques *grains* arrondis. On constate, en outre, que la saillie régulière et arrondie formée par le sein gauche est due au développement exagéré du tissu glandulaire lui-même : il n'y a pas de surcharge graisseuse.

Nous revoyons, dans le courant du mois, cette malade, avec M. le prof. Duret, qui conclut à la nécessité d'une opération ; en effet, les douleurs croissantes, la gêne que provoque toute pression dans la région du sein, l'impossibilité de se livrer à toute occupation régulière, l'impuissance aussi de traitement médical engagent la malade à subir une intervention chirurgicale.

En outre, bien qu'on ne put affirmer le diagnostic, l'induration diffuse observée dans un lobe du sein droit avec adenopathie, pouvait faire craindre l'existence d'une néoformation épithéliale au début.

L'opération est pratiquée le 29 septembre 1890. On se décide à enlever la totalité du sein droit. Incision en raquette comprenant dans sa concavité toute la région aréolaire ; la queue de la raquette est prolongée jusque dans l'aisselle ; la peau est disséquée de manière à la séparer de la face antérieure du sein. Ce temps exécuté, on sépare la face profonde de la glande mammaire du muscle sous-jacent, en rasant de près l'aponévrose du grand pectoral ; le tissu cellulaire à ce niveau n'a pas sa laxité habituelle ; il est épaissi, comme fibreux ; en outre la mamelle reçoit un grand nombre de rameaux vasculaires, pénétrant perpendiculairement, et qui sont ouverts par le bistouri. Le dégagement de la glande achevé, on poursuit la dissection jusque dans l'aisselle, de façon à enlever d'une seule pièce la mamelle, ses racines lymphatiques et le ganglion, qui a été trouvé induré et chroniquement enflammé. La mamelle et son pédicule sont alors séparés de l'aisselle et l'on explore à nouveau la cavité axillaire ; on n'y trouve plus trace de ganglion altéré.

La plaie est réunie par première intention. Après un lavage avec la liqueur de Van Swieten chaude, on fait un plan de sutures profondes, comprenant à la fois la peau et les fibres superficielles du grand pectoral. Drainage. Pansement à la gaze iodoformée.

Les suites opératoires furent des plus simples ; pas d'élévation thermique. Au 4e jour, les fils profonds sont enlevés ; au 8e jour les fils superficiels sont retirés ; la réunion est parfaite.

Au 10e jour la malade se lève.

Examen de la pièce. — Le sein reposant sur sa base, on examine d'abord sa face antérieure ; cette surface ne présente pas de saillie, de nodosité appréciable à la vue, pas plus que lorsqu'elle était recouverte par les téguments ; le lobe supéro-externe, qui présentait surtout une induration diffuse, offre encore au doigt la même consistance. Pour se rendre compte immédiatement de la nature de la tumeur enlevée, on incise ce lobe suivant son grand axe ; il jaillit aussitôt un jet de liquide jaunâtre et louche. Sur la coupe, on aperçoit alors, au milieu du tissu mammaire simplement tassé et refoulé, deux cavités kystiques ouvertes. Ces cavités ont la dimension d'une grosse noix ; elles ne sont pas régulièrement arrondies ; la membrane qui les tapisse est d'un blanc mat, comme lavée ; la paroi n'est pas absolument lisse, on voit se dessiner à sa surface des tractus allongés, d'un millimètre ou deux de largeur, faisant saillie dans la cavité ; ces tractus sillonnent la paroi du kyste en divers sens.

Indépendamment de ces deux grands kystes ouverts, on voit sur la tranche de section proéminer une foule de kystes beaucoup plus petits, enveloppés de leur membrane propre ; ces kystes, encore clos, sont transparents, bleuâtres, du volume d'un grain de raisin, d'un pois ; quelques kystes sont agminés et présentent alors l'aspect framboisé. Enfin, en examinant plus attentivement la tranche de section et en se servant de la loupe, on découvre une quantité innombrable de petits kystes, qui offrent l'apparence de petites perles arrondies, du volume d'une tête d'épingle ou moindre encore, faisant une saillie légère à la surface sectionnée. Ces petits kystes contiennent à peine une gouttelette de liquide.

En ouvrant la glande en d'autres points, on constate qu'elle est littéralement farcie de kystes de volumes divers (dimensions d'un œuf de poule, d'une noisette, d'une noix, d'autres plus petits).

Un dernier, très volumineux, était en rapport direct avec le muscle grand pectoral ; il proémine à la surface, mais n'a pas été ouvert par le bistouri, grâce à la précaution prise de suivre de près l'aponévrose du muscle. L'ouverture de cette poche pendant l'opération eut été, en effet, un contre-temps fâcheux.

Ce dernier kyste est vidé et injecté à l'alcool, de façon à pouvoir examiner à loisir sa paroi, après durcissement.

Après 48 heures, on sectionne le kyste et l'on constate qu'il est constitué par plusieurs loges, communiquant entre elles ; la paroi n'est pas régulière ; des tractus en forme de croissant, à bord libre tranchant, proéminent dans la cavité ; il y a eu fusion de plusieurs kystes, par amincissement progressif et rupture de la paroi limitante ; et ces tractus blanchâtres et résistants sont les vestiges des cloisons de séparation.

La pièce anatomique ainsi que le ganglion sont confiés à l'examen histologique du Dr Toison, qui se propose d'en communiquer le résultat.

Il n'est pas possible de découvrir une localisation spéciale des kystes dans l'épaisseur de la glande mammaire, on en trouve partout ;

cependant l'abondance paraît être plus grande à la *périphérie* de la mamelle et à *sa face profonde* ; ce qui semble en rapport avec l'opinion qui veut que ces kystes soient des *formations acineuses*.

Enfin, caractère fondamental, au moins au point de vue de l'examen macroscopique, la lésion est ici constituée uniquement par des kystes ; le tissu mammaire environnant a son aspect normal, sa consistance habituelle ; au voisinage des grands kystes, il est seulement tassé ; il est très différent de ce qu'on observe par exemple dans le cas de néoplasme véritable, dans l'épaisseur duquel se creusent parfois des cavités kystiques.

Le sein gauche étant moins atteint que le droit a été respecté quant à présent. Nul doute cependant qu'il ne soit le siège de la même affection ; les symptômes sont les mêmes bien que moins prononcés, et, en outre, il a été permis de constater à sa surface quelques grains assez bien isolés, qui sont l'indice de petits kystes proéminents. Si ce signe clinique important n'a pas été perçu du côté droit, l'on peut se l'expliquer après coup en examinant la pièce anatomique. Cela tient à ce que les kystes étaient situés profondément et restaient inaccessibles à la palpation.

L'observation que nous venons de relater avec détails a trait à un cas typique de la maladie kystique des mamelles, telle qu'elle a été décrite par M. Reclus. Mais cette affection mérite-t-elle une place à part dans le cadre nosologique ? Représente-t-elle une véritable entité morbide ? C'est ce que l'examen des faits, qui ont été rapportés dans ces dernières années, tend à faire admettre. Si, au point de vue histologique, les lésions observées n'ont rien d'absolument spécial, au point de vue clinique, comme à l'examen anatomo-pathologique macroscopique, la maladie kystique des mamelles se différencie des autres affections du sein déjà décrites. Elle mérite une place à part et dans une certaine mesure rappelle la maladie kystique du testicule, du rein, du corps thyroïde.

Certes, depuis longtemps on a décrit des collections liquides dans l'épaisseur du tissu mammaire. Ces kystes, souvent uniques, de volume assez considérable, proéminent rapidement sous la peau et sont d'un diagnostic facile. Au point de vue pathologique, on peut les ranger en 3 classes :

1° Kystes par rétention, qu'il s'agisse d'une rétention par cicatrice, ou par végétation endocanaliculaire (Labbé et Coyne).

2° Kystes hydatiques.

3° Kystes dermoïdes.

La maladie kystique des mamelles ne rentre évidemment dans aucune de ces catégories et elle nécessite une description nouvelle.

Historique. — La pathologie du sein est trop anciennement connue, les documents anatomo-pathologiques sont trop nombreux, pour que des cas d'une affection particulière, aussi spéciale que la maladie kystique des mamelles aient pu passer complètement inaperçus ; en effet, si elle n'a été en quelque sorte baptisée que depuis ces dernières années, d'anciens observateurs l'avaient déjà rencontrée et même en avaient donné une description, dont les traits essentiels ne diffèrent pas sensiblement de ceux que nous devons lui reconnaître aujourd'hui (1).

C'est ainsi que Brodie, Paget et Velpeau, plus récemment Billroth ont vu et décrit des cas de maladie kystique de la mamelle. On trouve chez ces différents auteurs la plupart des caractères, qui permettent de donner à cette affection une autonomie véritable ; mais ces caractères sont présentés isolément, insuffisants de cette manière à constituer une description vraiment complète et à permettre un diagnostic ferme. Par exemple A. Cooper en avait reconnu la bénignité et la lenteur d'évolution : Brodie avait remarqué la multiplicité des kystes, trouvés dans la mamelle malade ; Velpeau avait constaté le caractère si important de la bilatéralité. En 1880, Billroth insiste sur ce signe, que dans cette affection, les

---

(1) Voir pour plus de détails la thèse de J. Sourice : La maladie kystique des mamelles. Paris, 1887.

Voir aussi Brissé de St-Macary. Th. Paris, 1884.

kystes constituent toute la tumeur, par opposition aux kystes développés dans l'épaisseur d'une tumeur solide, telle que sarcome ou carcinome. Néanmoins, il n'est pas exagéré de dire, après cette justice rendue aux anciens, que c'est à Reclus que nous devons une description vraiment classique et clinique de cette maladie et que c'est depuis l'époque de la publication de son mémoire, (1) que nous pouvons porter un diagnostic fondé sur de sérieux éléments. Notons pourtant, qu'à côté des cas typiques, il y aura encore de longtemps des cas très obscurs ; mais toutes les maladies en sont là.

Étiologie. — L'étiologie de l'affection qui nous occupe est des plus obscures. Jusqu'à présent l'on n'a observé de cas de maladie kystique que chez la femme ; les tumeurs bénignes ou malignes du sein se rencontrent chez l'homme et ne sont même pas très rares, de même que les affections inflammatoires ; mais on n'a pas encore noté l'existence de kystes mammaires chez un individu du sexe masculin.

Quant à l'âge des malades, il est des plus variables ; on en a rencontré depuis 21 ans ; l'affection paraît plus fréquente à partir de 35 ans ; on en a vu à 51 ans. D'une manière générale, il est d'observation que la maladie kystique, au moins à son début, appartient encore à la vie génitale de la femme, mais apparaît à une époque assez reculée de l'instauration cataméniale.

Plusieurs malades avaient dans leur famille des antécédents cancéreux, mais il s'en faut que ce soit la règle.

D'autres font intervenir comme cause un traumatisme local ; mais outre que l'importance de ce facteur est assez mal établie, dans l'étiologie générale des tumeurs, elle paraît bien plus minime encore ici, car le traumatisme n'expliquerait pas la bilatéralité habituelle des lésions.

---

(1) *La maladie kystique des mamelles*, par le Dʳ Reclus.
(Revue de chirurgie, 1883 — et — Clinique et critique chirurgicale, Paris, 1884.)

En réalité, mieux vaut avouer que la cause nous échappe actuellement. Tout au plus pourrait-on hypothétiquement rattacher la maladie à une malformation congénitale des canalicules glandulaires, comme l'admettent Bard et Lemoine.

SYMPTOMATOLOGIE. — Les signes cliniques, que présente la maladie kystique de la mamelle et qui intéressent au plus haut point le praticien, ne sont pas des plus nets, au moins au début.

Généralement, ce qui attire l'attention des malades, c'est l'augmentation de volume du sein et les douleurs dont il est le siège. En effet, les seins acquièrent souvent un développement assez considérable, moins cependant que dans certains fibromes ou lipomes.

L'aspect général de la région n'est pas très modifié ; les seins sont surtout soulevés, *proéminents*. Le gonflement des seins augmente au moment des époques menstruelles. Un examen attentif permet de constater que cette hypertrophie est aux dépens du parenchyme glandulaire et n'est pas dû à une adipose sous-cutanée.

Les douleurs sont très variables ; quelquefois peu considérables, elles acquièrent en certains cas une importance prépondérante. Ce sont elles parfois qui entraînent l'intervention. La malade se plaint de douleurs vives dans tout le sein, avec irradiations dans l'épaule et dans le bras : les mouvements du bras, la pression du corset, la congestion menstruelle les exaspèrent.

A la palpation, on constate souvent l'existence d'une *tumeur* et c'est là ce qui fait errer le diagnostic. Il s'agit d'une tumeur dure, résistante, à contours peu nets, à limites diffuses. Comment la distinguer des tumeurs solides (fibrome, épithélioma, induration mammaire d'origine inflammatoire), avec lesquelles il est si aisé de la confondre ?

Si l'on palpe avec soin toute la région, on sentira en certains points disséminés dans l'étendue de la glande, des nodosités multiples, dures, élastiques, que l'on a comparé à des grains de raisin, des pois, des grains de plomb (Reclus). Dans une observation de Phocas, l'auteur cherchant à rendre sa pensée sous une forme imagée, dit que le sein rappelle l'aspect d'une *pelote piquée d'épingles*. Ces nodosités trahissent l'existence de petits kystes superficiels.

L'existence de ces bosselures irrégulières, que l'on a comparées encore à ce que l'on obtient en injectant les conduits mammaires avec une substance solidifiable, comme le suif, est un excellent signe, quand on les observe dans les différents points du parenchyme glandulaire. Mais on ne les rencontre pas toujours nombreuses ; car, nous l'avons vu dans notre observation, les kystes peuvent être profonds, inaccessibles, et refoulent simplement à la surface le tissu glandulaire, qui paraît épaissi et induré.

La peau qui recouvre la mamelle est saine, non *capitonnée*, glisse facilement sous la glande sous-jacente. La mamelle n'adhère pas non plus au muscle grand-pectoral.

L'engorgement ganglionnaire n'existe pas habituellement. Quant on le constate, il faut se demander s'il n'est pas consécutif à l'application intempestive de topiques irritants. — Ces signes négatifs ont évidemment une grande importance, en ce qu'ils éloignent l'idée d'une tumeur maligne, surtout lorsque le début de l'affection est ancien.

Enfin, un signe des plus importants et qui est un trait essentiel de la maladie, c'est la *bilatéralité* de la lésion. Cette bilatéralite existe dans le plus grand nombre des cas ; mais il faut observer qu'elle n'est pas nécessairement *simultanée*, elle peut être *successive*. Il est rare de voir les deux mamelles prises en même temps, au même degré. Généralement la malade accuse des douleurs et une augmentation de volume d'un sein, et il faut chercher s'il y a intégrité de l'autre sein ; mais l'attention éveillée sur ce point permettra de reconnaître, même au début, ue *état grenu* de la glande, qui est le premier stade de la maladie kystique.

Lorsque l'affection est assez avancée et que les kystes sont superficiels, on peut les voir proéminer ; mais il est rare de percevoir la fluctuation, à cause de l'extrême tension du liquide et de l'épaisseur du tissu interposé. Dans ces conditions ,. on est autorisé à pratiquer, avec la seringue de Pravaz, une *ponction exploratrice* qui permettra de retirer une certaine quantité de liquide kystique ; après une ponction incomplète la poche s'affaissera légèrement et l'on sentira plus nettement la fluctuation.

Enfin rappelons que l'état général n'est pas altéré ; il n'y a ni amaigrissement, ni décoloration des téguments, ni teinte jaune-paille ; l'appétit est conservé, la digestion et l'assimilation ne sont pas troublées.

En somme, si nous voulons résumer ce que l'on observe au moins dans les cas typiques, nous ne pourrons que reproduire la description si nette et si frappante de P. Segond (1) « une grappe de raisins noirs, quelques grains isolés et disséminés, le tout enchâssé dans une mamelle souple et saine, tel est l'aspect significatif des tissus dont on pratique l'ablation. »

ANATOMIE PATHOLOGIQUE. — L'anatomie pathologique de la maladie kystique de la mamelle a surtout été étudiée par Brissaud. Plus récemment M. Quénu, dans la discussion à la Société de chirurgie, est venu apporter quelques faits nouveaux et intéressants comme contribution à l'étude de cette question.

Brissaud (2) rappelle d'abord, que dans cette maladie, il n'y a pas de néoplasme proprement dit, *les kystes constituent à eux seuls toute la tumeur.* De plus ces kystes sont disséminés dans tout le parenchyme glandulaire. Si l'agglomération kystique parait limitée à un département glandulaire, elle ne l'est jamais complètement. Cela tient surtout au volume prépondérant de certains kystes et à leur mode de distribution.

Les grands kystes ont des dimensions variant depuis un

---

(1) Bull. et Mémoires de la Soc. de chirurgie de Paris, T. XIV, 1888.

(2) Anat. pathologique de la maladie kystique des mamelles, par Brissaud. (Arch. de Physiologie, N° 4, année 1884).

gros œuf de pigeon et même plus, jusqu'à celle d'un grain de raisin, d'un pois. Leur contenu est un liquide trouble, jaunâtre, ou verdâtre, quelquefois café au lait. On y trouve à l'examen microscopique des globules huileux, des cellules tuméfiées et granuleuses; dans d'autres kystes, il existe au lieu de liquide une substance demi-solide, d'une consistance athéromateuse, tenant en suspension du sable crayeux.

Ces kystes sont localisés plus spécialement à la périphérie. Mais indépendamment de ces grands kystes il en est, en beaucoup plus grand nombre, qui sont à peine visibles à l'œil nu, d'autres innombrables microscopiques et en voie de formation.

Pour se rendre compte du processus, qui leur donne naissance, il faut moins considérer les kystes adultes en quelque sorte, que les portions de la mamelle saine en apparence. On voit alors que la lésion initiale porte sur les acini glandulaires dont l'épithélium prolifère.

Au premier stade il y a une simple dilatation des acini glandulaires. Dans d'autres points qui correspondent à un stade plus avancé du développement, l'épithélium prolifère vigoureusement; en même temps, ses cellules perdent leurs caractères normaux et deviennent *atypiques* (Malassez); certains culs-de-sac sont obitérés par des bouchons épithéliaux.

Ce stade conduit à la formation des kystes proprement dits. L'accumulation de cellules épithéliales dans les culs-de-sacs glandulaires, qu'ils distendent, donne naissance à ces kystes très petits à contenu butyreux formé de détritus cellulaires.

Quand les cavités ont atteint une certaine dimension, la masse épithéliale reste accumulée en un point de la paroi, il y a fonte, désintégration granuleuse d'une partie des éléments cellulaires et production d'un espace libre, occupé par du liquide.

Dans les grands kystes, qu'on trouve tapissés d'un épithélium continu à cellules cylindriques, il est probable qu'il se fait à la surface une véritable sécrétion ou exhalation, qui augmente peu à peu le liquide intra-kystique. Le tissu interstitiel reste sain et ne prend pas part au processus, d'après Brissaud. Les conduits galactophores, relativement indemnes, participent néanmoins à la même irritation proliférative avec dilatation et épaississement de la paroi.

Enfin l'absence d'adénopathie secondaire due à une métastase épithéliale a été notée dans tous les cas observés par Brissaud.

Il résulte donc pour lui que la maladie kystique de la mamelle est due à une lésion primitivement épithéliale, qui se rapproche beaucoup de ce que Billroth et Coyne ont décrit sous le nom d'épithélioma intracanaliculaire On peut donner à la lésion anatomique observée le nom d'*épithélioma kystique intra-acineux*.

Les recherches anatomo-pathologiques de Brissaud confirmant celles de Malassez, tendraient donc à assombrir quelque peu le pronostic. Cependant la connaissance de l'origine épithéliale de ces kystes n'entraîne pas fatalement l'idée de malignité ; en effet, les travaux de MM. de Sinéty et de Malassez ont montré que les kystes de l'ovaire ne sont pas autre chose que des épithéliomas kystiques ; cependant ils ne récidivent pas le plus souvent après l'opération et se comportent comme des tumeurs bénignes. Il n'en est pas toujours ainsi, à la vérité ; on observe dans certains cas des généralisations aux autres viscères (Poupinel, Wacquez). Par analogie donc, on peut s'expliquer le mot de Malassez : « En présence d'une tumeur de telle nature, méfiez-vous. » Tant que l'épithélioma reste intracanaliculaire, qu'il est en quelque sorte encapsulé, séparé des espaces lymphatiques par une barrière fibro-conjonctive résistante, on est en présence d'une tumeur bénigne ; mais il peut se produire une effraction, une irruption des cellules épithéliomateuses dans les lacunes lymphatiques et dans les mailles du tissu conjonctif ; il se produit alors des greffes secondaires, puis un envahissement ganglionnaire ; enfin toutes les conditions de la malignité se trouvent réalisées. Néanmoins, en demeurant sur le terrain clinique, il est juste de dire que l'expérience n'a pas justifié jusqu'à présent les craintes de Malassez et Brissaud, en ce qui concerne la maladie kystique de la mamelle.

Quénu (1) a présenté plus récemment une théorie pathogénique de l'affection qui nous occupe, théorie notablement différente des idées émises plus haut.

Pour lui, il n'y aurait pas là de véritable épithélioma et il faudrait faire jouer un rôle important dans la formation des cavités kystiques à un processus inflammatoire chronique. Il s'agirait d'une forme spéciale de sclérose, de ces scléroses que Charcot a désignées sous le nom de cirrhoses épithéliales, ou plutôt d'origine épithéliale ; l'irritation épithéliale étant le fait capital et primitif, la sclérose péricanaliculaire et périacineuse étant secondaire. Néanmoins c'est à cette sclérose conjonctive qu'est due la formation des kystes proprement dits. En effet la sclérose annulaire détermine par étranglement du collet de l'acinus l'accumulation du liquide dans les culs-de-sac glandulaires, leur distension et enfin leur transformation kystique. En résumé il y aurait :

D'abord processus irritatif du côté de l'épithélium acineux.

Puis sclérose périacineuse.

Enfin formation des kystes.

Le nom qui convient à la maladie de Reclus, au point de vue purement anatomo-pathologique est donc, d'après Quénu, *cirrhose épithéliale kystique du sein.*

Mais sous la dépendance de quelle cause placer cette inflammation chronique si spéciale de l'épithélium qui tapisse les acini glandulaires, voilà ce qui n'est pas indiqué jusqu'à présent.

Kirmisson a cherché à rapprocher la maladie kystique des mamelles des kystes d'origine sénile, que l'on rencontre dans certains viscères, dans le rein granuleux par exemple : les conditions étiologiques, dans lesquelles on rencontre cette affection ne nous paraissent pas justifier cette opinion, qui d'ailleurs

---

(1) Société de chirurgie, séance du 22 février 1888.

a été simplement avancée au cours de la discussion à la Société de Chirurgie.

Enfin nous avons trouvé une étude nouvelle et des vues originales sur la question qui nous occupe dans un récent mémoire de L. Bard et G. Lemoine (1).

Pour ces auteurs, la maladie kystique, qu'il s'agisse des mamelles, du testicule, du rein, du foie, du corps thyroïde est une maladie essentielle, *sui generis*, véritable entité morbide. Elle doit être distinguée absolument d'autres processus pathologiques aboutissant à la formation de kystes souvent plus volumineux, mais beaucoup moins nombreux. Il faut distinguer trois classes :

1° Des lésions pathologiques (inflammations chroniques interstitielles aboutissant à des atrophies glandulaires et à des obstructions mécaniques des canaux excréteurs). Ce sont les kystes séniles par exemple ;

2° Des tumeurs kystiques, α par néoplasie conjonctive étranglant le tube excréteur en un point de son parcours, et déterminant l'accumulation du produit de sécrétion en amont.

β par néoplasie épithéliale, par végétations endocanaliculaires. Type Labbé et Coyne.

γ par néoplasie complexe. — Kystes dermoïdes.

3° La maladie kystique essentielle, caractérisée par ce fait que les kystes innombrables comme quantité, de volume extrêmement variable, constituent toute la tumeur et toute la maladie.

Cette maladie a pour signe encore, sa bénignité absolue et constante, sa bilatéralité dans les organes pairs ; enfin elle coexiste souvent avec d'autres arrêts de développement (hydrocéphalie, bifidité utérine et vaginale, rein en fer à cheval, forme anormale de la vessie, pied-bot, etc. (Rosenstein). Voici d'ailleurs comment s'expriment Bard et Lemoine (2).

---

(1) De la maladie kystique essentielle des organes glandulaires, par L. Bard et G. Lemoine. Archives générales de médecine, 1890. Août-Sept.
(2) Loc. citato, page 158.

Pour nous, dans la maladie kystique essentielle, les kystes sont le résultat de la dilatation des canalicules glandulaires préexistants, sans néoformation, sans prolifération épithéliale. Cette dilatation se produit non par le fait d'un obstacle situé sur le trajet des conduits, mais sous la seule influence de la pression normale du liquide sécrété, par le fait sans doute d'un défaut de résistance de leurs parois, d'origine congénitale.

On sait en effet, que les liquides circulant dans les tubes glandulaires y sont soumis normalement à un certain degré de pression ; celle-ci peut varier constamment. Elle est sous la dépendance, entre autres facteurs, de la tension du sang, puisqu'on sait que toutes les variations de cette dernière entraînent des variations correspondantes dans la quantité des liquides sécrétés.

Cette pression varie suivant les glandes ; mais elle existe dans toutes, elle n'a guère été étudiée que dans les conduits salivaires. Les résultats obtenus suffisent cependant à nous faire juger le degré élevé, que peut acquérir cette tension ; dans certaines circonstances, elle peut être supérieure à la tension sanguine. Dans le canal de Warthon, Bidder à constaté une pression de 230 millimètres de mercure, par la tétanisation de la corde du tympan ; Heidenhain a vu 247 à 271 millimètres par l'excitation de la corde, 152 à 160 par celle du sympathique. Chez l'homme, Oehl a constaté dans un cas une pression de 145 millimètres d'eau, dans l'autre de 11 millimètres de mercure.

Les conduits glandulaires sont construits à l'état normal de façon à résister à cette pression. Ils ne renferment point cependant comme les vaisseaux sanguins, d'éléments spéciaux de résistance, analogues à la tunique moyenne ; le rôle est rempli par une simple membrane de soutènement, sans éléments figurés, connue sous le nom de membrane hyaline. C'est dans le défaut de résistance de cet élément de la paroi tubulaire que doit être recherchée l'origine de la dilatation kystique essentielle. Ce fait n'est d'ailleurs pas isolé dans l'histoire des organes canaliculés et le rapprochement s'impose avec la dilatation des capillaires sanguins.

Cette lésion de la paroi hyaline est très vraisemblablement *d'origine congénitale*. On peut invoquer à l'appui de cette opinion des faits de coexistence de la maladie kystique avec d'autres arrêts de développement.

En résumé, d'après Bard et Lemoine, la maladie kystique tiendrait à une malformation primitive, à une lésion de structure des parois mêmes des canalicules glandulaires. Ce serait suivant leur expression, un *angiome des capillaires sécrétoires*. La malformation est originelle, mais les effets peuvent n'être sensibles que bien après la naissance, au moment où la glande entre en pleine activité et quelquefois tardivement. Cette théorie est fort séduisante ; mais il faut bien le dire, malgré son ingéniosité, malgré la croyance que nous avons que la maladie kystique est bien une maladie à part, différente par sa nature, son évolution, son pronostic, des kystes par sclérose conjonctive, ou par végétations épithéliales endocanaliculaires, nous ne pouvons nier, qu'on ne nous offre là qu'une pure et simple hypothèse. Si, en effet, on observait la coincidence fréquente d'autres malformations, cela donnerait une base assez solide à l'opinion de Bard et Lemoine ; mais dans le plus grand nombre de cas ces coexistences tératologiques n'ont pas été relevées. Ces réflexions n'enlèvent d'ailleurs rien de leur intérêt aux théories pathogéniques que nous venons de résumer.

Marche et pronostic. — La maladie kystique de la mamelle a une évolution souvent très lente ; on en a vu dont le début remontait à 25 ans et n'avait entraîné aucune altération essentielle de la santé. Cependant, il est rare aujourd'hui d'observer des cas d'un début aussi lointain ; cela tient à ce que généralement une opération a été pratiquée au bout de quelques années, soit à la suite d'un erreur de diagnostic, soit à cause des douleurs provoquées.

La lenteur d'évolution est donc un bon signe de la maladie kystique. En outre, et c'est encore là un caractère des tumeurs bénignes, on n'a jamais observé de récidives, avec une opération large, ayant enlevé la totalité de l'organe atteint. C'est ainsi que Maunoury, de Chartres, a eu l'occasion d'opérer une malade pour un sein kystique ; or la même personne avait été opérée 30 ans avant par Roux pour la même affection de l'autre sein. Nous avons déjà insisté sur la bilatéralité de l'affection ; il faut se souvenir que les deux mamelles ne sont pas d'ordinaire également atteintes et que l'affection peut ne devenir apparente d'un côté, qu'après qu'elle a envahie depuis longtemps le côté opposé. Néanmoins, cette bilatéralité soit simultanée, soit successive, doit toujours tenir en éveil l'attention du chirurgien.

Connaissant les données anatomo-pathologiques, que nous avons résumées d'après Malassez et Brissaud, on pouvait redouter que la maladie kystique de la mamelle n'évoluât dans certaines circonstances, à un certain âge, et même sous l'influence du traumatisme comme une tumeur maligne. Depuis 8 à 9 ans même, les chirurgiens, se rappelant l'expression de Malassez, se méfiaient. L'évènement n'a pas justifié ces craintes ; il faut en revenir à l'opinion des anciens, qui affirmaient le bénignité en quelque sorte absolue de cette affection et c'est l'opinion à laquelle s'est ralliée en somme la Société de Chirurgie dans la personne de ses membres les plus autorisés, Verneuil, Trélat, Terrier, Reclus (1).

DIAGNOSTIC. — Tout ce qui précède n'a eu guère d'autre but que de fournir les éléments d'un bon diagnostic. C'est en effet en s'appuyant sur l'anatomie pathologique et sur les symptômes observés cliniquement, que l'on peut arriver à distinguer la maladie kystique essentielle des diverses tumeurs observées si communément dans le sein. Et d'abord quelle est la fré-

---

(1) Voir Soc. de chir. Séance du 22 février 1888.

quence de cette affection ? Cette question a bien son importance, lorsqu'il s'agit de se décider dans un diagnostic douteux ; car il ne faut pas à la légère croire voir à tout moment ce qui est en réalité une rareté. Ceci n'a pas échappé à Richelot, qui disait plaisamment qu'un chef de service ne pouvait plus porter un diagnostic de cysto-sarcome du sein, sans que son interne le regarde d'un air de commisération et murmure: « Maladie kystique. » Il ne faut pas **voir** partout cette maladie et des chirurgiens distingués s'y sont trompés.

Elle n'est cependant pas exceptionnelle, puisque Reclus a pu en réunir 25 cas, empruntés seulement à 4 observateurs, mais incomparablement moins fréquente que le cancer du sein. Avec quelles affections peut-on surtout confondre la maladie kystique ?

D'abord avec l'épithélioma au début, alors, que les signes de malignité n'ont pas encore apparu. Presque toutes les fois, que l'on a opéré un sein kystique, on pensait rencontrer un cancer, et l'examen de la pièce seule a montré l'erreur.

La lenteur de l'évolution, l'absence de retentissement sur l'état général, la bilatéralité des tumeurs, l'absence d'engorgement ganglionnaire feront pencher en faveur de la maladie kystique.

Une autre affection, décrite par Tillaux et son élève Phocas, sous le nom de *maladie noueuse* présente aussi beaucoup de rapprochement avec l'affection, que nous étudions. A vraiment parler, il apparaît clairement que plusieurs cas de la thèse de Phocas, désignés sous le nom de maladie noueuse, sont des exemples de la maladie de Reclus. Dans la maladie noueuse des mamelles, on reconnaît toujours *l'origine inflammatoire*, on trouve des noyaux multiples dans les seins, souvent dans un seul. Enfin ces noyaux ne sont pas permanents et l'affection guérit simplement par des résolutifs et surtout des bandages compressifs bien faits. La maladie kystique n'est, au contraire, jamais modifiée par ce traitement. En outre, elle n'est jamais inflammatoire, ce n'est pas une *mammite*.

On peut encore rencontrer dans l'épaisseur de la mamelle de petites tumeurs, désignées sous le nom de *fibromes multiples*. Le sein peut être comme farci de nodosités dures, indolentes, permanentes, qui ressemblent assez bien aux *grains* de différent volumes que nous avons décrits dans la maladie de Reclus. Cette ressemblance est telle, que des chirurgiens comme Terrier, comme Reynier y ont été trompés.

Un moyen très simple évitera sûrement l'erreur ; c'est la ponction exploratrice avec la seringue de Pravaz ; dans le cas de fibromes multiples, l'aiguille pénétrera dans un tissu solide, résistant, et l'aspiration n'amènera évidemment aucun liquide.

Il faut encore distinguer la maladie kystique essentielle des autres variétés de kystes mammaires: galactocèles, kystes hydatiques, kystes dermoïdes; mais ici les kystes sont généralement plus volumineux, uniques ou peu nombreux, n'occupant qu'un seul sein ; enfin la ponction retirera dans les différents cas un liquide, dont les caractères spéciaux, faciles à analyser permettront de faire le diagnostic de la variété.

Mais ce n'est pas tout encore. On observe assez fréquemment dans le sein des néoplasmes, dans l'épaisseur desquels sont logées des cavités kystiques ; kysto-sarcomes, fibromes kystiques, carcinomes kystiques. Nous l'avons déjà dit et répété : Dans la maladie kystique, il n'y a pas de néoplasme, les kystes constituent toute la tumeur ; si donc on évacue leur contenu, on trouve le tissu mammaire inaltéré ; s'il s'agit, au contraire, d'un fibrome kystique par exemple, le liquide enlève, la palpation permet de délimiter une masse néoplasique persistante. En outre, les kystes, liés aux néoplasmes sont généralement unilatéraux.

Avec ces divers éléments, il sera le plus souvent aisé d'arriver au diagnostic de maladie kystique ; il suffira d'y penser.

TRAITEMENT. — Le traitement médical s'est montré absolument inefficace et lorsqu'on a une pièce anatomique entre les mains, on s'explique surabondamment l'impuissance des moyens médicaux; topiques, bandages, médicaments internes n'ont jamais amendé la situation.

En présence de cette inefficacité reconnue, il est donc nécessaire de demander à la chirurgie le remède. Or, il n'y en a pas d'autre que l'extirpation totale de la glande mammaire, et comme les deux côtés sont généralement pris, on convient qu'il s'agit là d'un véritable sacrifice. Souvent, en effet il s'agit de malades encore jeunes, de 22, 25 ans ; plusieurs des femmes soignées par Reclus étaient de jeunes mariées, il était difficile de les transformer délibérément en Skoptzy.

Aussi reconnaissant la bénignité ordinaire de l'affection, la grande majorité des chirurgiens engagent à reculer l'intervention le plus possible. Ce qu'il faut d'abord faire, c'est rassurer les malades, qui arrivent plongées dans une grande inquiétude ; c'est ensuite surveiller attentivement l'évolution du mal, car enfin une erreur de diagnostic est possible ; contrôler fréquemment l'état des ganglions de l'aisselle, rechercher les différents signes de malignité et se tenir prêt à intervenir.

L'augmentation considérable et rapide de la tumeur, les douleurs excessives, l'âge plus avancé, qui détermine quelquefois la transformation de néoplasmes bénins en néoplasmes malins (Verneuil) pourront, dans bien des circonstances, justifier une intervention chirurgicale. Dans ce cas, l'exérèse doit être totale, et l'expérience démontre qu'on n'observe pas de récidive.

Une autre indication nous semble autoriser l'opération ; c'est quand après un examen attentif et minutieux, le diagnostic d'épithélioma ne peut être définitivement écarté, quand, par exemple, les ganglions paraissent envahis. Dans l'état actuel de la chirurgie, avec les résultats obtenus par une asepsie rigoureuse, il est licite d'entreprendre alors une opération ; car mieux vaut enlever une mamelle kystique, même inoffensive que temporiser et respecter trop longtemps un épithélioma,

LILLE. — IMP. L. DANEL.